MARIAGES ENTRE CONSANGUINS

NOTE

POUR SERVIR A L'HISTOIRE

DES

MARIAGES ENTRE CONSANGUINS

PAR

M. A. RODET,

EX-CHIRURGIEN EN CHEF DE L'ANTIQUAILLE.

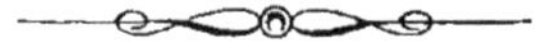

(Note lue au Congrès médical de Lyon).

LYON

IMPRIMERIE D'AIMÉ VINGTRINIER,

RUE BELLE-CORDIÈRE, 14.

1864.

NOTE

POUR SERVIR A L'HISTOIRE

DES

MARIAGES ENTRE CONSANGUINS

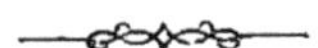

Ce n'est point un mémoire *ex-professo* sur les effets de la consanguinité dans les mariages que je viens vous lire, Messieurs, mais seulement une note pour servir à l'histoire des effets de ces mariages sur la progéniture.

Depuis bien longtemps, probablement à cause des prohibitions de l'Eglise, l'opinion attachait une espèce de demi-réprobation ou une idée de malheur à ces sortes de mariages ; mais la science restait impassible et muette. Il y a quelques années à peine, un tolle général a eu lieu dans le monde scientifique, et cette question est devenue partout à l'ordre du jour, en France comme en Amérique, en Angleterre comme en Allemagne. Et il est arrivé ce qu'il était facile de prévoir, c'est que la science, qui si longtemps avait refusé de s'associer aux idées populaires sur cette question, a dépassé le but du moment qu'elle s'en est occupée. Alors on a vu surgir les plus sombres tableaux, les statistiques les plus effrayantes, et la consanguinité est devenue pour quelques-uns une véritable boîte de Pandore d'où peuvent sortir de toute pièce des maux sans nombre, tels que la folie, l'épilepsie, la cécité, la surdi-mutité, des vices de conformation de tout genre, etc.

Puis, comme une réaction dans un sens en appelle toujours une autre dans un sens opposé, nous avons vu apparaitre la thèse de M. Bourgeois, les savants écrits de M. Perrier et l'habile argumentation de M. Dally, qui ont pris la défense de ce qu'ils ont appelé la consanguinité saine et qui, sous certains rapports, me paraissent aussi avoir dépassé le but.

Quant à moi, c'est sans idée préconçue que j'ai entrepris ce faible travail. Le petit nombre de faits que j'avais observés ne me semblait nullement justifier les sinistres conclusions des auteurs les plus accrédités qui s'étaient occupés de la consanguinité, et je voulus savoir si d'autres faits viendraient infirmer ou confirmer ceux-là.

Je vais d'abord rapporter sommairement les observations sur lesquelles j'appuyerai mes conclusions ; mais, avant d'entrer en matière, je tiens à établir que la véritable question à résoudre n'est pas de savoir si les mariages entre consanguins sont meilleurs ou pires que les autres, mais s'ils sont capables ou incapables de produire de toute pièce, et par le fait même de la consanguinité, des vices de conformation ou des maladies diverses, sans le concours de l'hérédité. Là est le véritable nœud de la question, comme le disait notre regretté confrère, le docteur Devay. Puis, subsidiairement, si les mariages consanguins peuvent engendrer par eux-mêmes des effets fâcheux, il s'agit de savoir quels sont ces effets et dans quelle proportion ils se produisent.

Les observations que j'ai pu recueillir ou qui m'ont été communiquées par plusieurs de mes amis, sont au nombre de cinquante-six, que je diviserai en six groupes ou catégories, pour qu'il soit plus facile d'en saisir la signification.

Dans un premier groupe, qui se compose de 18 observations, je placerai celles qui concernent des mariages entre proches parents, c'est-à-dire entre oncles et nièces et entre cousins germains, et d'où sont issus des enfants bien portants.

Dans un deuxième groupe, composé de 13 observations, je placerai les mariages entre cousins issus de germains, et qui ont aussi donné le jour à des enfants bien portants.

Un troisième groupe comprendra les mariages consanguins n'ayant eu qu'une progéniture très-limitée.

Un quatrième comprendra les cas de stérilité.

Dans un cinquième, je ferai entrer les mariages entre parents ayant produit des enfants dont quelques-uns sont atteints de cas pathologiques pouvant s'expliquer par l'hérédité ; et *dans un sixième,* enfin, je mettrai les cas où la consanguinité paraît avoir produit des maladies ou des infirmités qui ne s'expliquent pas ou qui s'expliquent difficilement par l'hérédité.

PREMIÈRE CATÉGORIE.

Mariages entre proches parents (oncles et nièces ou cousins germains) ayant produit des enfants sains et bien portants.

1re OBSERVATION. — M. A. (1). âgé de 36 ans environ. épouse sa nièce qui n'en avait que 20. De ce mariage sont nés sept en-

---

(1) Je possède le nom et l'adresse de presque toutes les personnes dont je cite les observations. mais je crois devoir ne les désigner que par les différentes lettres de l'alphabet.

fants, dont cinq vivent et sont bien portants. L'aînée (une fille) est morte en bas âge d'une méningite. La dernière est morte d'une gastro-entérite, dans les premiers mois après sa naissance.

2ᵉ OBS. — M. B. épouse sa cousine germaine, bien portante comme lui, et en a cinq enfants, deux garçons et trois filles, tous vivants et bien portants aujourd'hui.

3ᵉ OBS. — M. C. se marie avec sa cousine germaine. Les deux conjoints et leurs familles jouissent d'une excellente santé (1) et ils ont trois filles très-bien portantes et supérieurement constituées. L'aînée a 22 ans.

4ᵉ OBS. — M. D. se marie aussi avec sa cousine germaine. Trois beaux garçons sont nés de ce mariage, et ces garçons non seulement sont bien portants, mais sont constitués d'une manière herculéenne. L'aîné est à la tête d'une grande industrie. Les deux autres, officiers distingués, ont pris part à nos dernières campagnes.

5ᵉ OBS. — M. E., marié avec sa cousine germaine. Trois enfants sont issus de ce mariage qui en aurait peut-être produit davantage sans la mort prématurée du mari. Ces trois enfants jouissent d'une parfaite santé.

6ᵉ OBS. — M. F. se marie avec sa cousine germaine (fille de la sœur de sa mère), et en a plusieurs enfants qui jouissent d'une parfaite santé (2).

7ᵉ OBS. — M. G. épouse sa cousine germaine et en a plusieurs enfants très-bien portants.

8 OBS. — M. et Mᵐᵉ H., cousins germains, se marient et ont sept enfants bien portants et bien constitués, cinq garçons et deux filles.

---

(1) Dans les observations suivantes, je m'abstiendrai habituellement d'indiquer l'état de santé des conjoints et de leurs ascendants lorsqu'ils ne laissent rien à désirer.

(2) Le nombre des enfants n'est pas indiqué dans quelques-unes des observations qui m'ont été remises.

9ᵉ OBS. — M. et Mᵐᵉ I., cousins germains (enfants de deux frères), se marient et procréent trois enfants robustes et bien portants, dont l'aîné a 19 ans.

10ᵉ et 11ᵉ OBS. — Le fils et la fille de M. J. se marient avec la fille et avec le fils de leur oncle maternel, et chacune de ces deux unions a produit plusieurs enfants sains et robustes.

12ᵉ OBS. — M. L., fils lui-même de cousins germains, épouse sa cousine germaine et en a trois enfants très-beaux.

13ᵉ OBS. — Mᵐᵉ veuve L. se marie en secondes noces avec son cousin germain et en obtient quatre enfants forts et bien constitués.

14ᵉ OBS. — M. M. épouse sa cousine germaine. Ces époux sont deux types de développement physique. Taille, santé, vigueur. Ils ont eu deux enfants très-beaux. La dernière est morte récemment de diarrhée, à la suite du sevrage.

15ᵉ OBS. — M. N., marié avec sa cousine germaine (fille du frère de son père). Trois enfants. Le premier meurt du croup en bas âge. Les deux dernières (deux filles) sont jumelles et bien constituées.

16ᵉ OBS. — M. O., marié avec sa cousine germaine, en a quatre enfants, dont deux sont morts en bas âge et les deux autres sont vivants et très-robustes. Le mari est mort phthisique il y a trois ans.

17ᵉ OBS. — M. P. épouse sa cousine germaine et en a quatre enfants, une fille et trois garçons. Deux meurent en bas âge de méningite aiguë. Les deux autres sont bien portants.

18ᵉ OBS. — M. R. épouse sa cousine germaine. Ces deux époux sont bien portants, mais d'un tempérament lymphatique, surtout la femme qui est en outre affectée d'une légère maladie herpétique. Ils ont eu huit enfants, quatre fils et quatre filles. L'aînée est morte peu d'instants après sa naissance, par suite de dystocie. Deux garçons et une fille ont succombé à une fièvre typhoïde, et une fille a été emportée par une scarlatine compliquée de phénomènes cérébraux. Les trois enfants restants sont bien portants mais lymphatiques.

DEUXIÈME CATÉGORIE.

Mariages entre cousins issus de germains qui ont donné naissance à des enfants bien portants.

1re OBS. — M. A. se marie avec sa cousine issue de germains et en a quatre enfants tous vivants, bien portants et bien constitués.

2e OBS. — M. B. se marie aussi avec sa cousine issue de germains et en a huit enfants, dont deux meurent en bas âge et deux après vingt ans, de fièvre typhoïde. Les quatre autres sont vivants et très-forts. Deux sont mariés et ont des enfants robustes et biens constitués.

3e OBS. — M. C., marié avec sa cousine issue de germains. Trois enfants de la plus belle venue et dont l'intelligence égale la santé.

4e OBS. — M. D., marié aussi avec sa cousine issue de germains. Quatre enfants très-bien constitués.

5e OBS. — M. E. épouse la cousine germaine de sa mère. Trois enfants très-beaux. L'aînée est morte récemment d'albuminurie, suite de scarlatine. Le deuxième est mort d'une chute de voiture. La troisième vit et se porte très-bien.

6e OBS. — M. F., marié avec sa cousine issue de germains, a trois enfants bien portants et bien constitués.

7e OBS. — M. G., marié aussi avec sa cousine issue de germains, a eu deux enfants bien constitués, dont un est mort jeune.

8e OBS. — M. H. s'est marié avec sa cousine issue de germains et en a eu deux enfants bien portants et bien constitués.

9e OBS. — M. I. s'est marié aussi avec sa cousine issue de germains. Sept enfants, dont un est mort d'albuminurie scarlatineuse. Les six autres sont bien portants. L'avant-dernier a été atteint d'une rétraction du tendon d'Achille. qui a nécessité la ténotomie; mais cette rétraction n'est survenue que six ou sept mois après la naissance.

10e OBS. — Mme veuve J. s'est mariée avec son cousin issu de germains et en a eu quatre enfants. Deux sont morts en bas âge et un troisième s'est noyé. Le quatrième est vivant et très-vigoureux. Tous était bien constitués.

11e OBS. — M. K., marié avec sa cousine issue de germains. Trois enfants bien constitués. L'un d'eux est mort en bas âge et un deuxième à 17 ans, de fièvre typhoïde. Le troisième est vivant, marié et père de deux enfants bien constitués.

12e OBS. — M. L. épouse sa cousine issue de germains et en a six enfants, cinq garçons d'une excellente santé et d'une robuste complexion et une fille moins forte mais bien portante. Deux de ces enfants contractent des mariages consanguins et nous les retrouverons dans un autre groupe (ils n'ont qu'un seul enfant chacun).

13e OBS. — M. M. se marie avec sa cousine issue de germains et en a trois enfants, dont deux meurent en bas âge. Le dernier est vivant mais encore bien jeune. Tous trois étaient bien constitués. La mère a eu une arthrite d'une épaule, vraisemblablement de nature scrofuleuse.

TROISIÈME CATÉGORIE.

Mariages entre consanguins à divers degrés, avec progéniture saine mais très-limitée.

1re OBS. — M. A. se marie avec sa nièce (fille de sa sœur qui, comme lui, provient d'un mariage entre cousins issus de germains) et en a eu un seul enfant qui est sain et bien portant, mais de constitution un peu faible. Cet enfant a actuellement 12 ou 13 ans.

2ᵉ OBS. — M. B., frère du précédent (par conséquent fils de cousins issus de germains), se marie avec sa cousine germaine et n'a qu'un seul enfant qui jouit d'une bonne santé.

3ᵉ OBS. — M. C. épouse sa cousine germaine, il y a quinze ans, et n'a qu'un seul enfant qui est bien portant et bien constitué.

4ᵉ OBS. — M. D. se marie avec sa cousine issue de germains. Ce mariage ne produit qu'une seule grossesse qui se termine à sept mois.

QUATRIÈME CATÉGORIE.

Mariages entre parents à divers degrés, avec progéniture nulle.

1ʳᵉ OBS. — M. A. épouse sa nièce qui a environ 20 ans de moins que lui (l'un a 40 ans au moment de son mariage, l'autre 20 environ). Ils sont bien portants tous deux et n'ont point d'enfant.

2ᵉ OBS. — M. B. se marie avec sa cousine germaine et n'a point d'enfant.

3ᵉ OBS. — M. C. se marie aussi avec sa cousine germaine (enfants de deux frères) et n'a point d'enfant.

4ᵉ OBS. — M. D. se marie également avec sa cousine germaine et ce mariage demeure stérile.

5ᵉ OBS. — M. E. épouse sa cousine germaine il y a six ans et demi, et il n'a point encore d'enfant, quoique du côté des organes génitaux et de leurs fonctions rien ne rende compte de cette stérilité.

CINQUIÈME CATÉGORIE.

Mariages entre parents ayant produit des enfants dont quelques-uns sont atteints de cas pathologiques pouvant s'expliquer par l'hérédité.

1re OBS. — M. A., homme fort, robuste et vigoureusement constitué, se marie à 28 ou 30 ans, avec sa cousine, bien portante mais lymphatique, et ayant eu dans son enfance une chorée légère. Trois enfants naissent de ce mariage. Tous les trois sont bien constitués, mais l'aîné a été atteint trois fois de danse de Saint-Guy. *Chorée héréditaire.*

2e OBS. — M. B. se marie à 26 ans avec sa cousine germaine, âgée de 20 ans. De cette union naissent six enfants, deux garçons et quatre filles, tous doués d'une constitution magnifique. L'un de ces enfants meurt du croup et un autre des suites d'une fièvre éruptive. Un troisième a eu plusieurs attaques de convulsions ; mais le père qui, du reste, jouit de la plus belle santé, a eu des convulsions dans son enfance. *Convulsions héréditaires.*

3e OBS. — M. C. épouse sa cousine germaine (fille de la sœur de son père) et en a plusieurs enfants bien constitués et bien portants. L'un de ces enfants (une fille) a eu une attaque d'apoplexie avec hémiplégie, mais son grand père maternel est mort d'une attaque d'apoplexie. *Apoplexie héréditaire.*

4e OBS. — M. D. m'amène sa fille, atteinte de surdi-mutité de naissance, laquelle est le fruit de son union avec sa cousine germaine (fille de la sœur de son père) ; mais le frère de sa mère est idiot et incomplètement sourd. Cet homme a deux autres enfants qui jouissent de tous leurs sens et d'une bonne santé. *Surdi mutité congénitale, héréditaire.*

5e OBS. — M. E., âgé de 48 à 50 ans, très-bien portant, tempérament sanguin, n'ayant pas eu d'enfant d'un premier mariage, épouse en secondes noces sa nièce, âgée de *Surdité d'une oreille par coarctation du conduit auditif externe.*

hérédilaire. 21 ans, d'une bonne santé, mais d'un tempérament lymphatique. De ce mariage naissent deux enfants, un garçon et une fille. Complexion délicate, tempérament extra-lymphatique. Le garçon présente, dès sa naissance, une coarctation du conduit auditif externe droit et surdité de ce côté. Mais l'oncle paternel de l'enfant est d'une surdité à l'épreuve du canon.

Deux cas d'idiotie héréditaire · 6e OBS. — M. F. épouse sa cousine germaine, bien portante ainsi que lui. Cinq enfants naissent de cette union, trois garçons et deux filles. L'un des garçons et l'une des filles sont affectés d'idiotie et meurent à 30 ans environ ; mais dans la branche maternelle il y a plusieurs aliénés.

Un cas d'idiotie héréditaire. 7e OBS.— M. G. épouse en premières noces sa cousine et en obtient cinq enfants, dont un est un peu idiot ; mais il y a un cas de folie dans la famille maternelle.

Un cas d'idiotie héréditaire M. G., ayant perdu sa femme, convole en secondes noces avec sa nièce qui lui donne encore cinq enfants, dont un petit garçon idiot ; mais la famille maternelle a eu aussi un aliéné comme la précédente.

Un cas d'idiotie héréditaire. 8e OBS. — M. H., bien portant, épouse, à 25 ans, sa cousine germaine et en a cinq enfants. Le premier est idiot et vit encore. Le deuxième est mort de phthisie à 20 ans. Les trois autres sont bien portants. Mais la sœur du père est atteinte de folie, et deux autres membres de sa famille (une sœur et une nièce) sont bizarres et extravagants.

Deux cas de demi-surdité acquise ou accidentelle, avec hérédité douteuse. 9e OBS. — M. L. se marie avec sa cousine germaine , bien portante, et en a cinq enfants, dont un garçon et une fille sont demi-sourds. Mais il importe de dire que le garçon fit, vers l'âge de quatre ans, une chute d'un lieu élevé, laquelle chute produisit une commotion cérébrale, et que c'est à la suite de cet accident que l'on commença à s'apercevoir de sa surdité. Quant à la fille, c'est aussi vers l'âge de trois ou quatre ans que l'on s'aperçut de sa surdité à laquelle on ne peut assigner aucune cause connue.

Le père de ces enfants avait été affecté dans sa jeunesse d'une lésion indéterminée du côté de la colonne vertébrale ou de la moelle épinière, et l'on prétend qu'il y a eu un cas de folie dans sa famille.

SIXIÈME CATÉGORIE.

Mariages entre parents ayant produit des maladies ou des infirmités qui ne s'expliquent pas ou qui s'expliquent difficilement par l'hérédité.

1re obs.— M. A. épouse sa nièce (fille de sa sœur), ayant plus de 20 ans de moins que lui. De ce mariage naissent deux enfants, dont l'un est idiot et l'autre peu intelligent.

Un cas d'idiotie et un cas de demi-idiotie non héréditaires.

2e obs.— M. B., bien portant, se marie à 30 ans avec sa cousine issue de germains, bien portante aussi. Deux enfants : l'un atteint de cécité congénitale et l'autre de rachitisme.

Cécité congénitale et rachitisme non héréditaires.

3 obs. — M. C., fort et robuste, épouse sa cousine issue de germains , de constitution peu forte. Dix enfants. Trois sont morts en bas âge ; une fille à 20 ans de la variole ; six vivent encore. De ces six, trois sont bien portants ; une fille est atteinte d'une gibbosité de la colonne vertébrale ; un fils est sourd-muet , mais cette infirmité est survenue à l'âge de six ans à la suite d'une maladie ; un autre fils a l'intelligence très-peu développée. Il n'est pas tout à fait idiot mais peu s'en faut.

Gibbosité et demi-idiotie non héréditaires ; surdi-mutité acquise à six ans.

4e obs. — M. D., issu lui-même de cousins germains, est atteint d'une gibbosité peu considérable de la colonne vertébrale. Du reste bien portant. Il se marie avec sa cousine germaine, bien portante et bien constituée, et a trois enfants qui paraissent d'une bonne venue. Mais les deux aînés meurent à sept mois d'hydrocéphale aiguë ou de méningite tuberculeuse. Le dernier meurt à dix-huit mois de dyssenterie.

Gibbosité non héréditaire ; grande mortalité de la progéniture.

Crise épileptiforme non héréditaire.

5ᵉ OBS. —M. E. se marie avec sa cousine issue de germains. Quatre enfants. Deux morts à sept ou huit ans, de méningite. Deux vivants. L'aîné a 17 ans, est grand et fort, mais il a eu récemment (il y a quinze jours) une crise épileptiforme. Le dernier a six ans ; il est lymphatique et un peu chétif.

Môle.

6ᵉ OBS. — M. F., marié avec sa cousine germaine. Une première grossesse s'est terminée à trois mois par l'expulsion d'un produit ressemblant à une grappe de raisin à grains de toute grosseur. Une deuxième a donné lieu à une petite fille bien constituée et bien portante.

Bégaiement et déviation de la taille dans une première génération consanguine; multiplication de ces deux vices dans une 2ᵉ génération consanguine ; idiotie non héréditaire.

7ᵉ OBS. — M. G. épouse sa cousine germaine. Tous deux forts et robustes (il est mort à 104 ans et sa femme à 75). Dix enfants, six filles et quatre garçons. Les filles bien portantes. Les quatre garçons bien portants aussi. Cependant l'un est bègue et un autre un peu contrefait (c'est-à-dire qu'il a une légère incurvation de la colonne vertébrale).

L'aîné épouse une étrangère et en a deux fils sains de corps et d'esprit.

Les trois autres épousent trois nièces (filles de leurs sœurs).

Le premier des trois a deux enfants, une fille très-bien constituée et un fils bègue.

Le deuxième (celui qui est bègue) a six enfants, trois bègues, un idiot et un contrefait.

Le troisième (celui qui est contrefait) n'a que des enfants contrefaits.

Ainsi, Messieurs, sur 56 observations que j'ai pu rassembler, dont quelques-unes m'ont été fournies par mon excellent confrère et ami, le docteur Moulin, de Bourg-Argental, et un bon nombre d'autres par M. le docteur Michel, de Pont-Chéry, observateur intelligent, instruit et consciencieux, ancien interne de nos hôpitaux, sur 56 observations, dis-je, rassemblées sans esprit de parti et sans choix, nous voyons 18 fois la parenté rapprochée et 13 fois la parenté plus éloignée, donner des produits normaux et satisfaisants (1) ; 4 fois les mariages entre consanguins ne fournir qu'un seul rejeton ; 5 fois demeurer stériles ; 9 fois donner lieu dans la descendance à quelques cas pathologiques pouvant s'expliquer par l'hérédité, et 7 fois, enfin, fournir des résultats fâcheux qui ne peuvent pas ou qui ne peuvent que difficilement s'expliquer par cette cause.

Il y a donc eu 5 cas de stérilité et 7 fois des infirmités ou des maladies diverses qui incombent ou qui paraissent incomber à la consanguinité.

Mais 5 cas de stérilité sur 56 mariages font environ 1 cas sur 11, et n'est-ce pas là, à peu près, la proportion qui s'observe dans les mariages en général (2) ?

Quant aux infirmités et aux maladies diverses que nous trouvons dans 7 de nos observations et qui ne peuvent pas s'expliquer par l'hérédité, il ne serait pas raisonnable, évidemment, de les mettre toutes et sans examen, sur le compte de la consanguinité, car personne n'oserait sou-

---

(1) Dans un certain nombre de ces 31 observations, nous trouvons des enfants qui meurent de méningite aiguë, de croup, de gastro-entérite, de diarrhée, de fièvre typhoïde, de scarlatine, d'accident, etc. Mais je ne pense pas que personne ait l'idée de mettre ces cas de mort sur le compte de la consanguinité.

(2) M. Delasiauve, cité par M. Dally, dit dans son *Journal de médecine mentale*, année 1862, que dans un pays qu'il a longtemps habité, le recensement de 270 ménages n'en accuse que 49 sans enfants, ce qui fait à peu près 1 sur 11 Bulletin de la Société d'anthropologie, ann. 1863, p. 511.

tenir que sur 56 mariages croisés, pris au hasard, il ne se rencontrerait aucun fait pathologique de ce genre.

Chose singulière et qui prouve une fois de plus combien les statistiques qui ne reposent que sur un nombre limité de faits, peuvent conduire à l'erreur! Dans ces 56 cas, je n'ai trouvé que 5 exemples de surdi-mutité, et de ces 5 exemples, 2 peuvent s'expliquer par l'hérédité (1) et les 3 autres par des maladies accidentelles. Pas un seul ne peut être attribué d'une manière évidente à la consanguinité (2).

---

(1) **M.** Boudin dit qu'*il n'a pas rencontré un seul exemple de surdi-mutité chez les parents consanguins* des sourds-muets qui composent sa statistique.... et il en conclut que *la surdi-mutité est tout à fait indépendante de l'hérédité.* (Bulletin de la Société d'anthropologie, année 1862, p. 160). Mais M. Dally qui a compulsé les mêmes documents, a trouvé que, sur 6 sourds-muets, issus de cousins germains, il y avait un parent de la mère sourd-muet, dans un cas, et un cousin germain du père sourd, dans un autre cas. (Bull. de la Société d'anthrop. année 1863, page 534).

Ces deux cas ne sont-ils pas des exemples d'hérédité et, est-il nécessaire, pour admettre l'existence de cette cause, que le père et la mère soient atteints eux-mêmes de l'infirmité?

(2) Chose plus singulière encore ! Le docteur Devay donne, dans le chapitre V de son livre sur le *Danger des mariages consanguins* (p. 89 et suivantes), une statistique composée de 121 observations dans lesquelles on voit, comme conséquences de la consanguinité, des scrofules, des hydrocéphalies, des polydactylies, des pieds-bots, etc., etc., mais pas un seul cas de surdi-mutité. N'est-il pas surprenant, après cela, de voir l'auteur commencer le chapitre VII par ces mots : « La surdi-mutité congénitale est, sans contredit, une des manifestations les plus fréquentes de la consanguinité dans le mariage » (p. 119). Il est vrai que, depuis la publication de sa première édition, il avait rencontré 30 fois, dit-il, la surdi-mutité chez des enfants

M'est-il permis, d'après ce résultat, de nier l'influence de la consanguinité sur la surdi-mutité ? Sans doute ce résultat a sa valeur et doit être pris en considération ; mais il ne détruit pas les faits contraires et nombreux qui ont été signalés. Cependant, l'avouerai-je? en le comparant avec les statistiques si effrayantes de MM. Ménière, Chazarain, Boudin, Brochard et Piroux pour la France ; Morris et Bémiss, pour l'Amérique, et Liebreich pour l'Allemagne, je ne puis me défendre d'un doute et de soupçonner que quelque cause d'erreur est venue se glisser dans ces statistiques devenues célèbres. J'en appelle donc à l'observation directe, qui est celle que j'ai employée, pour contrôler les résultats de la méthode indirecte, laquelle, comme on le sait, consiste à remonter des enfants infirmes aux parents qui leur ont donné naissance.

J'ai voulu aussi faire un essai de cette méthode indirecte, et voici ce que j'ai obtenu : je me suis adressé à la Directrice de notre institution des sours-muets, laquelle m'a donné avec une obligeance dont je la remercie ici publiquement, une statistique nécessairement incomplète, attendu qu'elle n'est basée que sur ses souvenirs, mais qu'elle m'a promis de compléter en s'appuyant sur des faits positifs.

L'établissement contient actuellement 105 sourds-muets, savoir : 56 garçons et 49 filles. Un garçon et neuf filles appartiennent à des parents consanguins.

Ce serait donc, si cette statistique était confirmée, 10

---

provenant de parents consanguins ; mais il faut savoir que le nombre de ses observations s'élevait à l'époque de sa deuxième édition, au chiffre énorme de 612.

cas de surdi-mutité provenant de mariages entre consanguins sur 105 cas de toute provenance, soit environ 9 1/2 pour 100 (1).

Sur nos 56 observations, nous trouvons 7 cas d'idiotie et 2 cas de demi-idiotie ; mais 5 fois le fait s'explique par l'hérédité. Les 4 autres fois il n'est pas possible de l'expliquer par cette cause. Est-ce donc à la consanguinité qu'il faut l'attribuer ? Cette cause est possible, elle est même probable si l'on veut ; mais je dois dire que, pour 2 de ces cas (2 frères), la rumeur publique croit, à tort ou à raison, que ces malheureux enfants ne sont pas seulement le résultat de la consanguinité, mais le fruit d'un double inceste !

L'épilepsie ne s'est montrée qu'une seule fois dans ces 56 observations, et encore s'agit-il bien là d'un cas d'épilepsie ? Le sujet en question n'a eu qu'une seule attaque qui date de 15 jours et qui n'a été observée par aucun médecin.

La cécité congéniale s'est rencontrée une fois, et je n'ai pu avoir aucun renseignement sur la nature de la lésion qui a aboli la faculté visuelle.

Les vices de conformation se bornent à quelques cas de gibbosité ou de déviation de la colonne vertébrale et à quelques cas de bégaiement. Et, chose bien digne de remarque, tous ces cas-là, à part deux, sont fournis par la même famille dans laquelle nous observons la consangui-

---

(1) La promesse qui m'avait été faite a été tenue. Cette statistique a été vérifiée et elle a été reconnue exacte, à part qu'on a trouvé une jeune fille de plus appartenant à des parents cousins germains. (Ces parents ont eu un autre enfant atteint de cette infirmité : mais il n'appartient pas à l'établissement).

nité superposée. Ces vices existaient-ils en germes dans les aïeux de cette famille ? Je ne sais ; je n'ai pu obtenir aucun renseignement sur ce point. Quoi qu'il en soit, nous voyons dix enfants naître d'un couple consanguin, et deux de ces enfants présenter, l'un un peu de déviation du rachis et l'autre un peu de bégaiement. Puis, la consanguinité se répétant, et se répétant entre très-proches parents (oncles et nièces), nous voyons ces deux vices acquérir dans la progéniture des proportions effrayantes.

Ne semble-t-il pas que le premier couple a semé le germe de ces deux vices, même dans ceux de ses enfants qui n'en ont présenté aucune manifestation, et que ces germes ont été ensuite fécondés et multipliés par la consanguinité répétée ?

Il découle de mes observations un fait extrêmement remarquable et que je ne puis m'empêcher de signaler. C'est qu'il existe des contrées ou des localités dans lesquelles les mariages entre consanguins possèdent une innocuité à peu près égale à celle des mariages croisés, et d'autres où ils produisent, au contraire, d'affreux et d'irréparables ravages. Ainsi, ces observations, en faisant abstraction de celles que j'ai recueillies moi-même à Lyon, proviennent de quatre localités différentes, de quatre départements, Isère, Drôme, Ardèche et Ain.

Sur 21, qui proviennent d'une première localité (Isère), nous n'en trouvons que trois produisant des cas pathologiques (2 gibbosités, une demi-idiotie, une crise épileptiforme).

Sur 12 fournies par une deuxième localité (Drôme), nous trouvons dans un cas une idiotie et une demi-idiotie, et dans un autre cas une attaque d'apoplexie.

Sur 6 provenant d'une troisième localité (Ardèche), nous avons 4 idiots, 1 sourd d'une oreille et 2 demi-sourds.

Enfin 2 tirées d'une quatrième localité(Ain), nous donnent une idiotie, un cas de rachitisme et une cécité congéniale.

Peut-on trouver l'explication d'une différence aussi remarquable ? A mon avis, cette explication se trouve dans l'hérédité. Que deux ou trois vices héréditaires existent dans une localité parmi les familles qui ont l'habitude de s'allier entre elles, et ces vices héréditaires seront non seulement entretenus et propagés, mais encore de plus en plus multipliés.

Et ne croyez pas, Messieurs, que cette explication ne soit de ma part qu'une vue de l'esprit. Elle ressort clairement de mes observations.

En effet, dans les 33 observations provenant des deux premières localités et présentant si peu de cas pathologiques, je ne trouve qu'un fait susceptible d'être expliqué par l'hérédité : c'est une attaque d'apoplexie. Dans les 6 qui appartiennent à la troisième localité, tous les vices signalés (idioties et surdités) sont héréditaires, et des 2 qui me viennent de la quatrième, l'une nous fournit un exemple remarquable d'hérédité morbide (1).

J'ai rencontré dans ma pratique 1 cas de phocomélie, 2 cas de sexdigitisme, 2 cas de bec-de-lièvre, 1 cas de pieds-bots, 2 cas d'hydrocéphalie et 1 cas de kyste hydrencéphalique communiquant avec la cavité crânienne, mais tous ces cas, sans exception, existaient chez des enfants provenant de mariages croisés.

---

(1) Cette différence selon les localités me paraît de nature à expliquer, au moins dans certains cas, la dissidence qui existe entre les auteurs qui se sont occupés des effets de la consanguinité.

Le docteur Michel, qui exerce la médecine dans un canton riche et populeux du département de l'Isère, est arrivé au même résultat que moi. Il a observé quatre cas de sex-digitisme et deux cas de bec-de-lièvre chez des enfants issus de mariages croisés, et pas un cas de difformité chez les enfants issus de parents consanguins.

Irai-je, à cause de ces faits, attribuer aux mariages croisés une influence morbigène qui n'existerait pas dans les autres? Non, car c'est le hasard seul qui ne nous a fait rencontrer ces difformités que dans le produit de ces mariages. Mais le hasard aurait pu, tout aussi bien, ne nous les faire rencontrer que dans les produits des mariages entre consanguins, et l'on voit que nous n'aurions pas été en droit d'en tirer des conclusions que d'autres se sont certainement trop hâtés d'en déduire.

Conclusions. De tout ce qui précède il résulte (autant qu'il est possible de tirer des conclusions légitimes d'un nombre peut-être trop limité de faits), 1º que, dans la grande majorité des cas, la consanguinité est parfaitement innocente des effets désastreux dont on l'accuse.

2º Que, dans quelques cas cependant, surtout lorsque la parenté est très rapprochée, où lorsque les mariages consanguins sont superposés, elle paraît capable de produire, et de produire par elle-même, de funestes effets.

3º Que les statistiques qui établissent la très-grande fréquence de la surdi-mutité produite par cette cause, ont besoin, avant d'être acceptées, d'être soumises au contrôle de l'observation directe.

4º Que les mariages consanguins produisent des effets beaucoup plus désastreux dans certaines localités que dans d'autres, mais que ces effets peuvent alors s'expliquer par l'hérédité.

5° Enfin, que la consanguinité paraît incapable d'engendrer plus de vices de conformation que les mariages croisés.

Mais, de ce que les unions consanguines ne possèdent pas toute l'action délétère qu'on leur attribue, est-ce à dire qu'elles soient aussi hygiéniques que les autres, et qu'on doive les encourager, ou seulement les approuver? Non, sans aucun doute, car il peut exister dans les familles, ou il peut se produire accidentellement chez l'un de leurs membres, un vice ou une diathèse quelconque, que le croisement peut atténuer et détruire, et que les alliances consanguines peuvent au contraire fixer et propager en les multipliant.

Quant au côté moral et religieux de la question, il a certainement une haute importance, mais je ne veux pas l'aborder dans cette note. Je me bornerai à faire remarquer qu'on s'est complètement mépris en attribuant la tolérance de plus en plus grande de l'Église, en ce qui concerne ces unions, à ce motif qu'elle n'y voit plus aujourd'hui les mêmes inconvénients qu'autrefois. Le véritable motif me paraît renfermé dans ces quelques paroles :

« L'Église, disait récemment le Souverain Pontife à un « ecclésiastique qui avait obtenu de lui une audience, l'E- « glise n'ignore pas les dangers de ces unions; mais, en « France, vous me forcez la main. Votre mariage civil, « fondé par une révolution sur les ruines d'un sacrement, « me force à accorder toutes les dispenses qui me sont « demandées, car on s'en passerait, ce qui serait pire. »